T0209703

essentials

essentials liefern aktuelles Wissen in konzentrierter Form. Die Essenz dessen, worauf es als „State-of-the-Art" in der gegenwärtigen Fachdiskussion oder in der Praxis ankommt. *essentials* informieren schnell, unkompliziert und verständlich

- als Einführung in ein aktuelles Thema aus Ihrem Fachgebiet
- als Einstieg in ein für Sie noch unbekanntes Themenfeld
- als Einblick, um zum Thema mitreden zu können

Die Bücher in elektronischer und gedruckter Form bringen das Expertenwissen von Springer-Fachautoren kompakt zur Darstellung. Sie sind besonders für die Nutzung als eBook auf Tablet-PCs, eBook-Readern und Smartphones geeignet. *essentials:* Wissensbausteine aus den Wirtschafts-, Sozial- und Geisteswissenschaften, aus Technik und Naturwissenschaften sowie aus Medizin, Psychologie und Gesundheitsberufen. Von renommierten Autoren aller Springer-Verlagsmarken.

Weitere Bände in der Reihe http://www.springer.com/series/13088

Ulf Haakon Dammann

Der Behandlungsvertrag

Grundlagen für Praxis und
Ausbildung im Gesundheitswesen

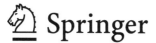 Springer

Ulf Haakon Dammann
Drage, Niedersachsen, Deutschland

ISSN 2197-6708   ISSN 2197-6716   (electronic)
essentials
ISBN 978-3-658-33050-7   ISBN 978-3-658-33051-4   (eBook)
https://doi.org/10.1007/978-3-658-33051-4

Die Deutsche Nationalbibliothek verzeichnet diese Publikation in der Deutschen Nationalbibliografie; detaillierte bibliografische Daten sind im Internet über http://dnb.d-nb.de abrufbar.

Mit Zeichnungen von Tanja Wanek

Planung/Lektorat: Ulrike Hartmann
Springer ist ein Imprint der eingetragenen Gesellschaft Springer Fachmedien Wiesbaden GmbH und ist ein Teil von Springer Nature.
Die Anschrift der Gesellschaft ist: Abraham-Lincoln-Str. 46, 65189 Wiesbaden, Germany

Was Sie in diesem *essential* finden können

- einen guten Überblick über das Wesen des Behandlungsvertrages
- einen Einblick in Regelungsbereiche des Behandlungsvertragsrechts
- fundierte Erläuterungen zu den einzelnen Regelungen
- zahlreiche Beispiel und Schaubilder
- einen guten Überblick über grundlegende Haftungsfragen im Medizinrecht

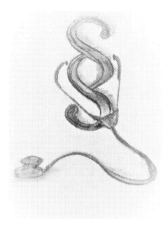

Mit freundlicher Genehmigung von Tanja Wanek

Salus aegroti suprema lex esto –

Das Heil des Kranken sei höchstes Gesetz!

Vorwort – ein Prolog

Eine Frau, geboren am 01.08.1988, begibt sich in ärztliche Behandlung.
Sie kann die Schmerzqualität und die Schmerzdauer sehr genau beschreiben.
Die Patientin wird zunächst konservativ medikamentös behandelt.
Im Verlauf der Behandlung erfährt die Patientin eine Linderung ihrer Schmerzen.
Eine nahezu komplette Schmerzfreiheit kann durch eine Operation erreicht werden.
Die Rate für schwere Komplikationen ist bei der bevorstehenden sehr niedrig.
Die perioperative Mortalität beträgt <1 %, das Risiko für schwere Komplikationen liegt bei ca. 1 %.

Die Patientin wird sich für die Operation entscheiden, obwohl es wahrscheinlich ist, dass sich schwere Komplikationen realisieren können. Ebenso ist es nicht auszuschließen, dass die Operation tödlich verlaufen kann.

Wir begeben uns in die Hände eines Arztes, wenn wir krank sind. Dabei werden wir in der Regel von der Erwartung getragen, dass der Arzt uns heilt, wir mithin wieder gesund werden.

Viele Patienten sind aufgrund eines jahrelangen Leidensdruckes so verzweifelt, dass sie versuchen, ihrem behandelnden Arzt das Versprechen – im Sinne einer Garantie -geradezu abringen, dass er sie wieder gesund machen wird.

Jeder redliche Arzt wird diese Erwartung enttäuschen.

Jeder Patient bringt seine eigene – ganz individuelle – Vorgeschichte mit und jede medizinische Behandlung – sei sie invasiv oder nicht invasiv – ist mit gewissen typischen Risiken verbunden, die sich realisieren können, aber nicht müssen.

Bei der Aufnahme einer ärztlichen Behandlung kommt es zu einer vertraglichen Beziehung zwischen dem Patienten und dem niedergelassenen Arzt.

Bei einer stationären Aufnahme kommt es zu einer vertraglichen Beziehung zwischen dem Patienten und dem Krankenhausträger.

Aus dieser vertraglichen Beziehung ergeben sich für beide Vertragsparteien Rechte und Pflichten.

„Medico eventus mortalitis imputari non debet,

sed quod per imperitiam commisit, ei debet imputari. –

Dem Arzt darf man die Tatsache der Sterblichkeit nicht anlasten, aber was er durch

Unvermögen verursacht, das ist ihm zurechenbar[1]*."*

Tempora mutantur, nos et mutamur in illis – Die Zeiten ändern sich, und wir ändern uns in ihnen[2].

Die COVID-19 (Coronavirus SARS-CoV-2) – Pandemie hat seit Beginn des Jahres 2020 die Welt fest im Griff. Die sogenannte Corona-Krise hat weltweit massive gesellschaftliche und wirtschaftliche Auswirkungen. Das gesellschaftliche Leben stand phasenweise still.

Der Staat hat temporär massiv in unsere Grundrechte eingegriffen, um die Ausbreitung der Pandemie zu verlangsamen.

Das deutsche Gesundheitssystem stand vor einer so noch nie dagewesenen Herausforderung. Krankenhäuser, Arztpraxen und Pflegeeinrichtungen, mithin die gesamte Gesundheitsversorgung arbeiten unter Hochdruck rund um die Uhr an der Belastungsgrenze und bisweilen darüber hinaus.

Wie krisenfest unser Gesundheitssystem ist, wird sich in den kommenden Wochen und Monaten zeigen.

Auch in derartig drastischen Krisenzeiten werden Behandlungsverträge geschlossen und erfüllt. Es ist nicht auszuschließen, dass Ärzte auch in Deutschland in Einzelfällen Triage-Entscheidungen treffen müssen.

Wie unser Leben nach der Corona-Krise aussehen wird, kann in diesen Tagen niemand valide vorhersagen.

Bei zukünftigen Epidemien soll unser Gesundheitssystem besser darauf vorbereitet sein. Soviel dürfte heute nach den Bekundungen der Politik Konsens sein.

---

[1] Valentini, Seite 200.

[2] Dieser Hexameter geht auf den Vers
Tempora labuntur, tacitisque senescimus annis, (…)
Die Zeiten gleiten dahin, und im stummen Wechsel der Jahre werden wir alt, (…)
Ovid, Fasti – Buch 6, Vers 771 bis 784.

Anmerkungen:
Auch wenn im Folgenden fast ausschließlich die männliche Form verwendet wird, so gelten diese Ausführungen selbstverständlich auch immer für die weibliche und für die diverse Form.

Auch wenn im Folgenden fast ausschließlich der Arzt als Behandelnder benannt ist, so gilt dies auch für die anderen Berufsgruppen.

Ulf Haakon Dammann

Inhaltsverzeichnis

Abkürzungsverzeichnis

Abb.	Abbildung
AG	Amtsgericht
AGG	Allgemeines Gleichbehandlungsgesetz
altgr.	altgriechisch
AT	Allgemeiner Teil
BGB	Bürgerliches Gesetzbuch
BGBl	Bundesgesetzblatt
BGH	Bundesgerichtshof
BGHZ	Entscheidungen des Bundegerichtshofes in Zicilsachen
BR-Drucks.	Drucksachen des Deutschen Bundesrates
BT	Besonderer Teil
BT-Drucks.	Drucksachen des Deutschen Bundestages
BVerfG	Bundesverfassungsgericht
BVerfGE	Entscheidungen des Bundesverfassungsgerichts
d. h.	das heißt
f	folgende
fem.	femininum
ff	fortfolgende
Fn.	Fußnote
frz.	französisch
GG	Grundgesetz
lat.	lateinisch

LG   Landgericht
MDR   Monatsschrift für Deutsches Recht
                            Zeitschrift für die Zivilrechts-Praxis
N   Neutrum
NJW   Neue Juristische Wochenschrift
                            Fachzeitschrift
OLG   Oberlandesgericht
Rdn.   Randnummer
SchR   Schuldrecht
SGB   Sozialgesetzbuch (SGB I bis DGB XII
StGB   Strafgesetzbuch)
vgl.   vergleiche
VersR   Versicherungsrecht, Zeitschrift für
                            Versicherungsrecht, Haftungs- und Schadensrecht
WE   Willenserklärung
ZPO   Zivilprozessordnung

Schrifttumsverzeichnis

Aufsätze

Katzenmeier, Christian   Der Behandlungsvertrag – Neuer Vertragstypus
                            im BGB in
                            Neue Juristische Wochenschrift 2013, Seiten 817 ff
                            (zitiert: Katzenmeier, NJW 2013)
Lauf, Niclas Birck, Leon   Minderjährige als Partei des Behandlungsvertrags in
                            Neue Juristische Wochenschrift 2018,
                            Seiten 2230 ff
                            (zitiert: Lauf/Birck, NJW 2018)
Roxin, Claus   Der Abschuss eines Flugzeuges zur Rettung von
                            Menschenleben in
                            Zeitschrift für Internationale Strafrechtsdogmatik:
                            ZIS, 6/2011, Seiten 552 ff
                            (zitiert: Roxin, ZIS 6/2011, Seiten 552 ff)

Hochschulschrift

Engisch, Karl   Untersuchungen über Vorsatz und Fahrlässigkeit im
                            Strafrecht
                            2. Auflage
                            Neudruck der 1. Ausgabe von 1930

Scientia Verlag, Aalen
(zitiert: Engisch)

Kommentare

Jacoby, Florian von   Bürgerliches Gesetzbuch
Hinden, Michael   Studienkommentar
                           16. Auflage
                           C. H. Beck Verlag, München
                           (zitiert: Jacob/von Linden, Rdn.)
Palandt, Otto   Bürgerliches Gesetzbuch
                           Kommentar
                           74. Auflage
                           C. H. Beck Verlag, München
                           (zitiert: Palandt/Bearbeiter)

Lehrbücher

Brox, Hans Walker,   Allgemeiner Teil des BGB
Wolf-Dietrich   43. Auflage
                           Carl Heymanns Verlag, Köln
                           (zitiert: Brox/Walker BGB AT)
Brox, Hans Walker,   Besonderes Schuldrecht
Wolf-Dietrich   44. Auflage
                           C. H. Beck Verlag, München
                           (zitiert: Brox/Walker SchR BT)
Großkopf, Volker   Kompaktwissen Haftungsrecht
                           Die Vertragshaftung in der Pflege
                           1. Auflage
                           G & S Verlag GbR, Köln
                           (zitiert: Großkopf)
Killinger, Elmar   Die Besonderheiten der Arzthaftung im
                           medizinischen Notfall
                           1. Auflage
                           Springer Verlag, Heidelberg
                           (zitiert: Killinger)
Mürbe Manfred Stadler,   Berufs-, Gesetzes- und Staatsbürgerkunde
Angelika   Kurzlehrbuch für Pflegeberufe
                           13. Auflage
                           Urban & Fischer Verlag, München

	(zitiert: Mürbe/Stadler)
Valentini, Michaelis	Corpus Juris – Medicio-Legale
Bernhard	Frankfurt am Main
	1722
	(zitiert: Valentini)

Internetquellen

Duden.de	Bibliographisches Institut GmbH
	Dudenverlag, Berlin
	heruntergeladen von.
	https://www.duden.de

Das Bürgerliche Gesetzbuch Bundesrepublik Deutschland, vertreten durch das Bundesministerium der Justiz und für Verbraucherschutz, vertreten durch den Bundesminister der Justiz und für Verbraucherschutz Mohrenstraße 37 10117 Berlin, heruntergeladen von. https://www.gesetze-im-internet.de/bgb/BGB.pdf

Hausärzteverband Berlin und Brandenburg e. V. (BDA)	Busch, Sabine
	Wann darf ein Arzt den Behandlungsvertrag mit
	seinem Patienten kündigen?
	heruntergeladen von.
	https://www.bda-hausaerzteverband.de

IWW Institut für Wissen in der Wirtschaft GmbH	Kleinke. Sören
	Peters, Stephan
	Behandlungsverträge bei Kindern und Jugendlichen
	heruntergeladen von.
	https://www.iww.dehttps://www.iww.de

Legal Tribute Online	Schwarzwälder, Timo
	Braucht Deutschland Triage-Gerichte?
	Rechtsmagazin
	Wolters Kluwer Verlag, Köln
	heruntergeladen von.
	https://www.lto.de

Pschyrembel Online	Medizinisches Fachinformationsangebot
	Walter de Gruyter Verlag, Berlin
	heruntergeladen von.
	https://www.pschyrembel.de

Behandlungsverhältnis

1

Der Begriff Behandlungsverhältnis fasst die rechtlichen Beziehungen zwischen Patient und Behandlungsseite zusammen.

Das rechtliche Verhältnis ist ein privatrechtlicher Vertrag, §§ 630a bis 630h BGB.

1.1 Das deutsche Rechtssystem

Das deutsche Rechtssystem ist in **Privatrecht** und **öffentliches Recht** (z. B. das Verwaltungsrecht, das Verfassungsrecht, das Staatsrecht, das Straf- und Prozessrecht, das Völkerrecht) unterteilt.

Das Privatrecht (oder auch Zivilrecht) ist der Teil des Rechts, der die Beziehungen zwischen den einzelnen Bürgern der Gemeinschaft ordnet. Das Privatrecht ist von einer Gleichrangigkeit geprägt.

Das öffentliche Recht hingegen regelt die Beziehungen zwischen den Bürgern und dem Staat. Das öffentliche Recht ist von einem Über- und Unterordnungsverhältnis (auch Subordinationsprinzip) geprägt.

Der **Behandlungsvertrag** unterfällt dem **Privatrecht**.

1.2   Privatrechtsverhältnis

Das Privatrecht im objektiven Sinne umfasst alle privatrechtlichen Normen und regelt die Beziehungen zwischen Personen untereinander. Es ordnet das Verhältnis von Personen zu Gegenständen[1].

Ein subjektives Recht ist die dem Einzelnen zu seinem Schutz von der Rechtsordnung verliehene Willensmacht zur Durchsetzung seiner berechtigten Interessen[2].

1.3   Der Vertragsschluss, §§ 145 ff BGB

Ein Vertrag kommt durch Angebot und Annahme zustande.

Ein Vertrag ist ein Rechtsgeschäft, das durch zwei übereinstimmende mit Bezug aufeinander abgegebene Willenserklärungen – Angebot und Annahme – zustande kommt.

Bei einem gegenseitigen Vertrag handelt es sich um den Regelfall eines vertraglichen Schuldverhältnisses, der beide Vertragsparteien zur Leistung und Gegenleistung verpflichtet.

Der gegenseitige Vertrag wird auch als Synallagma[3] bezeichnet.

Beschrieben wird damit das Gegenseitigkeits- oder Austauschverhältnis zweier Leistungen beim Vertrag. Der eine Teil leistet, damit er die Gegenleistung bekommt und umgekehrt. Dies ist das Prinzip des „do (tibi) ut des" – ich gebe (dir), damit du gibst[4] –, das die Gegenseitigkeit beschreibt.

Eine Willenserklärung ist eine Äußerung einer Person, die bewusst auf die Herbeiführung einer Rechtsfolge gerichtet ist.

Eine Willenserklärung kann wie folgt abgegeben werden:

- mündlich,
- schriftlich oder
- konkludent (schlüssiges Handeln).

Das folgende **Beispiel** zum Abschluss eines Kaufvertrages soll dies verdeutlichen.

---

[1] Brox/Walker BGB AT, Rdn. 608.
[2] Brox/Walker BGB AT, Rdn. 617.
[3] Altgr. τό συνάλλαγμα, τοῦ συνάλλαγματος = Tausch, Handel.
[4] Lat. dare, do, dedi, datus = geben; tibi = dir; ut = dass, damit.

> **Beispiel**
>
> Der arrivierte Advokat Acacius Aries geht in die renommierte Apotheke „ad forum" des Regulus Romolo, um sich dort gegen seine Halsschmerzen ein rezeptfreies Präparat zu kaufen.
>
> Aries gibt hier ein Angebot ab. Romolo nimmt sein Angebot an. Es kommt ein Kaufvertrag zustande. ◄

1.4 Die Stellung des Patienten aus rechtlicher Sicht

Der erkrankte Mensch (Patient[5]) begibt sich zur Heilbehandlung in die Hände eines Arztes.

Diese Behandlung schafft eine rechtliche Stellung des Patienten

- zu dem behandelnden Arzt,
- zu dem Krankenhaus sowie
- zu deren Gehilfen.

Durch das **Gesetz zur Verbesserung der Rechte von Patientinnen und Patienten** (Patientenrechtsgesetz) vom 20.02.2013 wurden die §§ 630a bis 630h BGB mit Wirkung zum 26.02.2013[6] in das BGB eingefügt[7].

Mit diesem Patientenrechtegesetz wurde ein besonderer Typus des Dienstvertrages geschaffen.

1.5 Die Rechtsbeziehung zwischen Behandelndem und Patient

Das Zivilrecht (auch Privatrecht oder bürgerliches Recht genannt) regelt die rechtliche Beziehung zwischen rechtlich gleichgestellten Rechtssubjekten.

Rechtssubjekte sind

- natürliche Personen (jeder Bürger) oder
- juristische Personen (beispielsweise ein Unternehmen).

---

[5]Lat. pati, patior, passus sum = ertragen, leiden, erleiden, erdulden.
[6]BGBl 1 2013, Seite 277.
[7]https://www.bundesaerztekammer.de/fileadmin/user_upload/downloads/Patientenrechteges etz_BGBl.pdf

Der Behandlungsvertrag, §§ 630a bis 630h BGB

2

- Zwischen einem Patienten und einem Arzt kommt regelmäßig stillschweigend ein formfreier Behandlungsvertrag zustande.
- Der Behandlungsvertrag ist im 2. Buch des BGB geregelt.
- Es handelt sich in der Regel um einen Arztvertrag.
- Der Behandlungsvertrag stellt die rechtliche Basis eines Arzt-Patienten-Verhältnisses dar.
- Mit der Aufnahme einer ärztlichen Behandlung kommt es regelmäßig zu einer vertraglichen Beziehung zwischen dem Patienten und dem niedergelassenen Arzt.
- Der Behandlungsvertrag ist grundsätzlich ein sogenannter Dienstvertrag.

Das folgende Beispiel zum Abschluss eines Behandlungsvertrages soll dies verdeutlichen (siehe Abb. 2.1).

Beispiel

Der Patient Marcus Marcius ist gesetzlich krankenversichert. Er begibt sich mit einer Platzwunde am Kopf in die Praxis des sakrosankten Kassenarztes Dr. Marinus Medicus.◄

Marcius gibt hier ein Angebot ab. Dr. Medicus nimmt sein Angebot an.

Es kommt zwischen dem Kassenpatienten Marcius und dem Kassenarzt Dr. Medicus ein privatrechtlicher Behandlungsvertrag im Sinne von § 630a Absatz 1 BGB zustande. Dies ergibt sich aus § 76 Absatz 4 SGB V.

Der Kassenpatient hat das Recht der freien Arztwahl.

© Der/die Autor(en), exklusiv lizenziert durch Springer Fachmedien Wiesbaden GmbH, ein Teil von Springer Nature 2021
U. H. Dammann, *Der Behandlungsvertrag*, essentials,
https://doi.org/10.1007/978-3-658-33051-4_2

Abb. 2.1 Mit freundlicher
Genehmigung von Tanja
Wanek

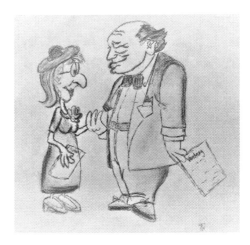

Der Kassenarzt ist kraft seiner Zulassung öffentlich-rechtlich verpflichtet, den Kassenpatienten zu behandeln, wenn dieser ihn darum bittet[1].

---

[1] Brox/Walker SchR BT, § 22 Rdn. 6.

Die Vertragsparteien, § 630a Absatz 1 BGB

3

An einem Behandlungsvertragsschluss sind folgende Parteien beteiligt (siehe Abb. 3.1).

3.1 Behandelnder

Behandelnder ist derjenige, der eine medizinische Behandlung zusagt.

Dabei muss er sie nicht persönlich erbringen.

Behandelnder im Sinne des § 630a Absatz 1 BGB sind hauptsächlich Ärzte.

Dies können aber auch Angehörige anderer Heilberufe sein.

Im Bereich der **Humanmedizin** werden beispielsweise Behandlungen durch

- (Zahn-)Ärzte
- Psychologische Psychotherapeuten
- Kinder- und Jugendlichenpsychotherapeuten
- Hebammen
- Masseure
- medizinische Bademeister
- Ergotherapeuten
- Logopäden
- Physiotherapeuten

erfasst[1].

---

[1]BT-Drucks. 17/10488, Seite 18.

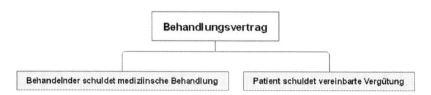

Abb. 3.1 Behandlungsvertrag

▶ **Merke** Nicht von § 630a ff BGB erfasst sind Apotheker, da diese nicht zur Behandlung des Patienten verpflichtet sind.

3.2   Patient

Patient im Sinne des § 630a Absatz 1 BGB ist nur ein Mensch.

▶ **Merke** Aus diesem Grund fallen Verträge mit Veterinärmediziner nicht unter die §§ 630a ff BGB, da diese keine Patienten, sondern nur Tiere behandeln[2].

---

[2]BT-Drucks. 17/10488, Seite 18.

Der Vertragsgegenstand, § 630a Absatz 1 BGB

4

Gegenstand des Behandlungsvertrages ist die Zusage einer medizinischen Behandlung.

Neben der Behandlung einer Krankheit kann eine medizinische Behandlung beispielsweise auch kosmetischen Zwecken dienen, etwa bei einer Schönheitsoperation[1].

Eine medizinische Indikation verlangt das Gesetz nicht[2].

4.1 Rechtscharakter des Behandlungsvertrages, § 630b BGB

Der Gesetzgeber regelt in § 630a Absatz 1 BGB die **Hauptpflichten** der Vertragsparteien Behandelnder und Patient aus dem Behandlungsvertrag.

Der Behandlungsvertrag ist in der Regel ein freier (unabhängiger) Dienstvertrag[3].

Ein Dienstvertrag ist ein gegenseitiger Vertrag, in dem sich der eine Teil (Dienstverpflichteter) zur Leistung der versprochenen Dienste und der andere Teil (Dienstberechtigter) zur Gewährung der vereinbarten Vergütung verpflichtet, § 611 Absatz 1 BGB.

---

[1] BT-Drucks. 17/10488, Seite 18.

[2] Katzenmeier, NJW 2013, Seite 818 Fn. 15.

[3] Brox/Walker SchR BT, § 22 Rdn. 2.

© Der/die Autor(en), exklusiv lizenziert durch Springer Fachmedien Wiesbaden GmbH, ein Teil von Springer Nature 2021
U. H. Dammann, *Der Behandlungsvertrag*, essentials,
https://doi.org/10.1007/978-3-658-33051-4_4

4.1.1 Freier Dienstvertrag

Der Dienstverpflichtete führt die Tätigkeit selbstständig und eigenverantwortlich aus, sog. freier (unabhängiger) Dienstvertrag.

Beispiel

Tätigkeit des niedergelassenen Arztes.◄

4.1.2 Arbeitsvertrag

Der Dienstverpflichtete erbringt Dienste von gewisser Dauer in persönlicher und wirtschaftlicher Abhängigkeit zum Dienstberechtigten, sog abhängiger Dienstvertrag.

Beispiel

Vertrag zwischen Assistenzarzt und Krankenhaus[4].◄

4.1.3 Abgrenzung zum Werkvertrag

Der Dienstvertrag im Sinne des § 611 BGB ist vom Werkvertrag im Sinne des § 631 BGB abzugrenzen.

- Der Werkunternehmer (Verpflichtete bei einem Werkvertrag) schuldet einen bestimmten Arbeitserfolg, ein bestimmtes Arbeitsergebnis.
- Der Dienstverpflichtete schuldet die Dienstleistung als solche.

Der wesentliche Unterschied zwischen diesen beiden Vertragstypen besteht in Folgendem.

- Der Werkunternehmer aus einem Werkvertrag hat für die Verwirklichung des angestrebten Erfolges einzustehen. Er trägt mithin das unternehmerische Risiko.

---

[4]Brox/Walker SchR BT, § 19 Rdn. 3.

- Der Dienstverpflichtete aus einem Dienstvertrag ist demgegenüber nicht mit dem Erfolgsrisiko belastet.

Ob nun ein Dienstvertrag oder ein Werkvertrag vorliegt, ist eine Frage des Einzelfalles[5].

Mithin schuldet der Behandelnde nicht den Heilungserfolg, sondern lediglich das sachverständige medizinische Bemühen um die Genesung[6].

Er schuldet gerade nicht die Gesundung des Patienten als konkreter Erfolg.

Das gilt auch dann, wenn der Arzt vertraglich verpflichtet ist, eine Operation durchzuführen oder eine zahnprothetische Behandlung vorzunehmen[7].

Daher finden neben den §§ 630a ff BGB grundsätzlich die §§ 611 ff BGB über das Dienstverhältnis, das kein Arbeitsverhältnis ist, Anwendung, § 630b BGB.

> **Merke** Aus der Gesetzesbegründung ergibt sich, dass das Werk-vertragsrecht anwendbar ist, wenn die Vertragsparteien einen Behandlungs- oder sonstigen medizinischen Erfolg vereinbaren.
>
> Dies ist beispielsweise der Fall bei
>
> - der Herstellung von Endoprothesen
> - zahnlaboratorische Arbeiten
> - der Ermittlung bestimmter Blutwerte.
>
> In diesen Fällen steht der bezweckte Erfolg im Vordergrund[8].

---

[5]Brox/Walker SchR BT, § 19 Rdn. 9.
[6]BGHZ 63, Seiten 306 ff. (309).
[7]BGHZ 63, Seite 306.
[8]Brox/Walker SchR BT, § 22 Rdn. 3.

Vertragsschluss

Ein Vertrag ist ein Rechtsgeschäft, das durch zwei übereinstimmende mit Bezug aufeinander abgegebene Willenserklärungen – Angebot und Annahme – zustande kommt (gegenseitiger Vertrag).

Der gegenseitige Vertrag wird auch als Synallagma.[1] bezeichnet. Bezeichnet wird damit das Gegenseitigkeits- oder Austauschverhältnis zweier Leistungen beim Vertrag. Der eine Teil leistet, damit er die Gegenleistung bekommt und umgekehrt. Dies ist das Prinzip des „do (tibi) ut des" -ich gebe (dir), damit du gibst[2] -, das die Gegenseitigkeit beschreibt.

Der Behandlungsvertrag zwischen einem Arzt und einem Patienten ist die Grundlage für jede medizinische Behandlung. Er wird regelmäßig mündlich oder durch konkludentes Verhalten geschlossen, indem sich der Patient in die Behandlung begibt und der Arzt die Versorgung übernimmt.

Eine besondere Form hat der Gesetzgeber nicht vorgesehen.

5.1 Exkurs zum Grundsatz der Vertragsfreiheit

Fraglich ist jedoch, ob dem Arzt generell eine Behandlungspflicht obliegt.

Ein **Beispiel** soll die verdeutlichen.

> **Beispiel**
>
> Seissylt Segnis war mehrfach bei dem generösem Zahnarzt Dr. Marcus Dentist in Behandlung. Segnis ist Privatpatient. Seine Zahlungsmoral ist nachlässig. So

---

[1] Altgr. τό συνάλλαγμα, τοῦ συνάλλαγματος = Tausch, Handel.
[2] Lat. dare, do, dedi, datus = geben; tibi = dir; ut = dass, damit.

U. H. Dammann, *Der Behandlungsvertrag*, essentials, https://doi.org/10.1007/978-3-658-33051-4_5

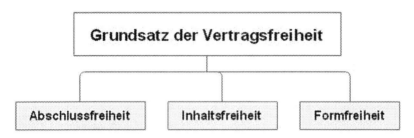

Abb. 5.1 Grundsatz der Vertragsfreiheit

musste er in einem Fall mehrfach an seine Zahlungspflicht für eine Behandlung erinnert werden. In einem anderen Fall ließ er sich verklagen. Nun möchte Segnis einen Termin für die jährliche PZR vereinbaren. Dr. Dentist weigert sich unter Hinweis auf die schlechte Zahlungsmoral des Segnis, die PZR vorzunehmen. Segnis hält dem entgegen, dass er einen Anspruch auf eine ärztliche Behandlung hat.

Dieses Beispiel verdeutlicht, dass der **Grundsatz der Vertragsfreiheit** als wichtigster Ausdruck der Privatautonomie auch im Arztrecht gilt (siehe Abb. 5.1).◄

5.1.1 Abschlussfreiheit

Die Abschlussfreiheit besagt, dass jede Vertragspartei grundsätzlich das Recht hat, sich zu überlegen, ob sie einen Vertrag abschließen möchte.

▶   **Merke** Die Abschlussfreiheit gilt nicht ohne Einschränkungen. Sie findet ihre Grenzen in dem Abschlusszwang[3] oder in dem Abschlussgebot.

Das Abschlussgebot ist § 19 AGG (Zivilrechtliches Benachteiligungsverbot) geregelt.

---

[3]Beispiele: Gesetz über die Elektrizitäts- und Gasversorgung (Energiewirtschaftsgesetz – EnWG), Personenbeförderungsgesetz – PBefG.

5.1.2 Inhaltsfreiheit

Die Inhaltsfreiheit besagt, dass die Vertragsparteien grundsätzlich in der Gestaltung des Vertragsinhaltes frei sind.

▶ **Merke** Die Inhaltsfreiheit gilt nicht ohne Einschränkungen. Der Vertragsinhalt darf nicht

- sittenwidrig (§ 138 Absatz 1 BGB) oder
- wucherisch (§ 138 Absatz 2 BGB) sein oder
- gegen ein gesetzliches Verbot verstoßen.

5.1.3 Formfreiheit

Die Formfreiheit besagt, dass jeder Vertrag grundsätzlich formlos geschlossen werden kann.

▶ **Merke** Die Formfreiheit gilt nicht ohne Einschränkungen. Sie findet ihre Grenze in dem Formzwang.

Die Missachtung einer gesetzlichen Formvorschrift führt zur Nichtigkeit des Vertrages (§ 125 Satz 1 BGB).

Arten der von dem Gesetzgeber vorgeschriebenen Formen:

- Schriftform,
- elektronische Form,
- Textform,
- Beurkundung,
- öffentliche Beglaubigung.

5.1.4 Durchbrechung des Grundsatzes der Formfreiheit

Der oben genannte Grundsatz erfährt jedoch zahlreiche Durchbrechungen mit einer Behandlungspflicht.

- **Medizinische Notfallsituationen**
  Eine medizinische Notfallsituation liegt vor, wenn sich der Patient in einer akuten Lebensgefahr befindet beziehungsweise sie ihm unmittelbar droht oder,

falls für ihn die Gefahr irreparabler Gesundheitsschäden bestehen, wenn er nicht unverzüglich die erforderliche medizinische Versorgung erhält[4].

Aus medizinischer Sicht verbietet sich also ein Abwarten, bis der Patient eine andere Gelegenheit findet, sich behandeln zu lassen.

- **Übernahme der Behandlung durch Dritte**
  Die Behandlung ist gegenüber Dritten vertraglich übernommen worden.

Beispiel

Ein Krankenhausträger verpflichtet sich gegenüber einer gesetzlichen Krankenkasse, deren Mitglieder zu behandeln[5].◄

- **Vereinbarung von sog. Wahlleistungen**
  Erfordernis der schriftlichen Vereinbarung über Wahlleistungen im Krankenhaus
  Eine weitere Ausnahme gilt nach einer Entscheidung des Bundesgerichtshofes für die Vereinbarung von sog. Wahlleistungen gemäß § 16 Satz 2 der Verordnung zur Regelung der Krankenhauspflegesätze (Bundespflegesatzverordnung – BPflV) in Verbindung mit § 17 Absatz 2 Satz 1 des Gesetz über die Entgelte für voll- und teilstationäre Krankenhausleistungen (Krankenhausentgeltgesetz -KHEntgG)
  Amtlicher Leitsatz des BGH
  Kommt zwischen Krankenhausträger und Patient eine wirksame Vereinbarung über wahlärztliche Leistungen nicht zustande, so steht dem behandelnden liquidationsberechtigten Arzt auch aus einem mündlich geschlossenen Arztzusatzvertrag kein Vergütungsanspruch zu[6]

5.1.5 Kein Vertragsschluss mit bewusstlosen Patienten

Ein wirksamer Behandlungsvertrag kommt nicht zustande, wenn der Arzt einen bewusstlosen Patienten behandelt. In einem solchen Fall kommen die Normen zur Geschäftsführung ohne Auftrag (GoA) gemäß §§ 677 ff BGB zur Anwendung.

In Ermangelung eines wirksamen Behandlungsvertrages steht dem Arzt für seine Leistung kein vertraglicher Honoraranspruch aus § 630a Absatz 1 BGB zu.

---

[4]Killinger, Seite 51, Rdn. 94.
[5]Mürbe/Stadler, Seite 106..
[6]Urteil des BGH vom 19.02.1998 – III ZR 169/97.

Der Arzt hat lediglich einen Anspruch auf den Ersatz seiner Aufwendungen aus einer berechtigter GoA gemäß §§ 677, 683 Satz 1 BGB.

Die Tätigkeit (Behandlung von Patienten) gehört zum Kreis der beruflichen Tätigkeiten des Geschäftsführers.

Daher kann der Arzt die übliche Vergütung verlangen, § 1835 Absatz 3 BGB analog[7].

5.1.6 Beteiligung Dritter

Der Behandelnde – etwa ein Krankenhaus oder eine niedergelassene Arztpraxis – ist vertraglich zu einer medizinischen Behandlung verpflichtet. Dabei bedient er sich regelmäßig des nichtärztlichen Personal, den sog. Erfüllungsgehilfen im Sinne des § 278 BGB.

5.1.7 Sorgfaltsmaßstab

§ 630a Absatz 2 BGB konkretisiert den allgemeinen Sorgfaltsmaßstab Fahrlässig handelt, wer die im Verkehr erforderliche Sorgfalt außer Acht lässt[8].

Es handelt sich um einen **objektiven Maßstab,** der es verbietet, eine Unterscheidung danach vorzunehmen, ob der Behandelnde Anfänger oder ein erfahrener Chefarzt ist[9].

5.1.8 Die sogenannte Schweigepflicht des Arztes

Der Arzt muss über alles, was er in der Ausübung seines Berufes über den Patienten erfährt, Stillschweigen bewahren.

Die sog. Schweigeplicht ist in § 203 StGB geregelt und heißt offiziell „Verletzung von Privatgeheimnissen". Sie gilt gegenüber jedermann, also auch gegenüber Familienangehörigen und dem Ehegatten des Patienten.

Die Schweigepflicht gilt nicht nur für den Arzt, sondern auch für das nichtärztliche Personal.

---

[7]BGHZ 65, Seiten 389 ff (390); BGHZ 143, Seiten 9 ff (16).

[8]§ 276 Absatz 2 BGB.

[9]Jacoby/von Hinden, § 630a Rdn. 3.

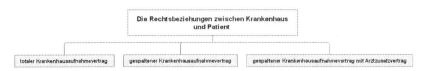

Abb. 5.2 Rechtsbeziehungen zwischen Krankenhaus und Patient

Ein Verstoß gegen die Schweigepflicht wird mit Freiheitsstrafe bis zu einem Jahr oder mit Geldstrafe bestraft.

5.1.9 Die Rechtsbeziehungen bei stationärer Behandlung

Wenn sich ein Patient in ein Krankenhaus begibt, so möchte er ärztliche Leistungen und die Versorgung durch das Krankenhaus in Anspruch nehmen. Aus diesem doppelten Anspruch ergeben sich drei vertragliche Gestaltungen (siehe Abb. 5.2).

Eine zentrale Bedeutung kommt dieser Differenzierung bei der Abrechnung von stationären Krankenhausleitungen und bei der Frage der Haftung nach einem ärztlichen Behandlungsfehler zu.

Die Vertragsgestaltung ist im Vergleich zur Behandlung im ambulanten Bereich in der klassischen Arztpraxis sehr viel komplexer.

5.2 Der totale Krankenhausaufnahmevertrag

Bei dem totalen Krankenhausaufnahmevertrag besteht lediglich ein umfassender Vertrag zwischen dem Krankenhausträger und dem Patienten.

Der totale Krankenhausaufnahmevertrag ist bei gesetzlich versicherten Patienten regelmäßig der Standardvertrag bei einem stationären Aufenthalt.

Der Abschluss eines totalen Krankenhausaufnahmevertrages ist formlos möglich. Er bedarf mithin nicht der Schriftform.

Der Krankenhausträger schuldet dem Patienten sämtliche Leistungen (daher auch das Wort „total“).

Der behandelnde Arzt hat keinen eigenen Honoraranspruch gegenüber dem Patienten. Daraus folgt, dass der Patient keinen Anspruch auf die Behandlung durch einen bestimmten Arzt hat.

• Abrechnung der stationären Krankenhausleistungen

Bei diesem Vertrag sind zwischen dem Patienten und dem Krankenhausträger als Leistung des Krankenhauses die Behandlung durch einen Arzt, die Versorgung mit Pflege, die Verpflegung und die Unterkunft des Patienten geregelt[10].

- Haftung bei einem ärztlichen Behandlungsfehler

  Sollte es zu einem Behandlungsfehler durch den behandelnden Arzt kommen, so wird das Fehlverhalten des Arztes dem Krankenhausträger zugerechnet. Der behandelnde Arzt ist Arbeitnehmer des Krankenhausträgers und mithin ein sogenannter Erfüllungsgehilfe im Sinne des § 278 Satz 1 BGB (§ 278 BGB ist eine sogenannte Zurechnungsnorm fremden Verschuldens).

- **Verantwortlichkeit des Schuldners für Dritte, § 278 BGB**

  Der Schuldner hat ein Verschulden seines gesetzlichen Vertreters und der Personen, deren er sich zur Erfüllung seiner Verbindlichkeit bedient, in gleichem Umfang zu vertreten wie eigenes Verschulden. Die Vorschrift des § 276 Abs. 3 findet keine Anwendung[11].

  Der Krankenhausträger ist dann in einem Gerichtsverfahren Beklagter.

5.3 Der gespaltene Krankenhausaufnahmevertrag

Bei dem gespaltenen Krankenhausaufnahmevertrag besteht ein Vertrag zwischen dem Krankenhausträger und dem Patienten und ein zweiter Vertrag zwischen dem behandelnden Arzt und dem Patienten (sog. Belegarztsystem).

Der Abschluss eines gespaltenen Krankenhausaufnahmevertrages ist formlos möglich. Er bedarf mithin nicht der Schriftform.

Der Krankenhausträger schuldet lediglich die Versorgung des Patienten.

Der behandelnde Arzt schuldet persönlich die ärztliche Betreuung des Patienten.

- Abrechnung der stationären Krankenhausleistungen

  Bei diesem Vertrag sind zwischen dem Patienten und dem Krankenhausträger als Leistung des Krankenhauses lediglich die Versorgung mit Pflege, die Verpflegung und die Unterkunft des Patienten geregelt.

- Abrechnung der ärztlichen Leistung

---

[10]Es liegt ein gemischter Vertrag vor, der Elemente eines Beherbergungsvertrages, Mietvertrages, Kaufvertrages, Werkvertrages und Dienstvertrages beinhaltet.

[11]https://www.gesetze-im-internet.de/bgb/BGB.pdf am 01.04.2020.

Die ärztliche Leistung hingegen wird ausschließlich von dem behandelnden Arzt als sogenannter Belegarzt aus einem separaten Behandlungsvertrag, der zwischen ihm und dem Patienten geschlossen wurde, geschuldet und abgerechnet.

- Haftung bei einem ärztlichen Behandlungsfehler
  Sollte es bei diesem abgespaltenen Behandlungsvertrag zu einem Behandlungsfehler durch den behandelnden Arzt kommen, so haftet der Arzt gegenüber dem Patienten selbst.
  Der behandelnde Arzt ist dann in einem Gerichtsverfahren Beklagter.

5.4   Der gespaltene Krankenhausaufnahmevertrag mit Arztzusatzvertrag

Bei dem gespaltenen Krankenhausaufnahmevertrag mit Arztzusatzvertrag besteht ein umfassender Vertrag zwischen dem Krankenhausträger und dem Patienten und ein zweiter Vertrag zwischen einem bestimmten Arzt und dem Patienten. Beispiele dafür sind der Chefarzt oder ein sonstiger liquidationsberechtigter Arzt.

Bei dem gespaltenen Krankenhausaufnahmevertrag mit Arztzusatzvertrag handelt es sich um eine Sonderform des totalen Krankenhausaufnahmevertrages. Der Privatpatient nimmt dabei Zusatzleistungen in Anspruch. Diese Zusatzleistungen werden dann gesondert abgerechnet.

Der behandelnde Arzt ist dann zusätzlich aus diesem Arztzusatzvertrag gegenüber dem Patienten verpflichtet.

Der Abschluss eines gespaltenen Krankenhausaufnahmevertrages mit Arztzusatzvertrag ist formlos möglich. Er bedarf mithin nicht der Schriftform.

- Abrechnung der stationären Krankenhausleistungen
  Bei diesem Vertrag sind zwischen dem Patienten und dem Krankenhausträger als Leistung des Krankenhauses die Behandlung durch einen behandelnden Arzt, die Versorgung mit Pflege, die Verpflegung und die Unterkunft des Patienten geregelt.
- Abrechnung der ärztlichen Leistung
  Die ärztliche Leistung wird von dem bestimmten Arzt aus dem Arztzusatzvertrag, der zwischen ihm und dem Patienten geschlossen wurde, geschuldet und abgerechnet.
  Der Patient hat mithin zwei Schuldner für die Erbringung der ärztlichen Leistungen. Darauf folgt, dass er sich auch zwei Gläubigern als Rechnungsstellern gegenüber sieht

- Haftung bei einem ärztlichen Behandlungsfehler
  Sollte es bei diesem abgespaltenen Behandlungsvertrag zu einem Behandlungsfehler durch den behandelnden Arzt kommen, so haftet der Arzt gegenüber dem Patienten selbst.

Daneben haftet auch der Krankenhausträger gegenüber dem Patienten, da die ärztlichen Leistungen von dem Krankenhausträger und von dem bestimmten behandelnden Arzt erbracht werden.

Beide sind dann in einem Gerichtsverfahren Beklagte.

Vergütung

6

Der Patient schuldet dem Arzt gemäß § 630a Absatz 1 BGB die Gewährung der vereinbarten Vergütung.

6.1 Der privat versicherte Patient

Der Patient ist gemäß § 630a Absatz 1 BGB zur Gewährung der vereinbarten Vergütung verpflichtet. Der klassische Anwendungsfall des Absatzes 1 betrifft zunächst privat krankenversicherte Patienten, die dem Arzt im Regelfall unmittelbar die vertraglich vereinbarte Vergütung schulden[1].

Die Höhe der Vergütung richtet sich ebenfalls nach den Vorschriften für den Dienstvertrag.

Ist die Höhe der Vergütung nicht bestimmt, so ist bei dem Bestehen einer Taxe die taxmäßige Vergütung, in Ermangelung einer Taxe die übliche Vergütung als vereinbart anzusehen, § 612 Absatz 2 BGB[2].

So gilt für die Höhe der Vergütung gemäß § 612 Absatz 2 BGB beispielsweise die Gebührenordnung für Ärzte (GOÄ) oder für Zahnärzte (GOZ).

Eine weitere Folge dieser Einordnung besteht darin, dass der Behandlungsvertrag von jeder Vertragspartei jederzeit ohne Angabe von Gründen gekündigt werden kann, § 627 Absatz 1 BGB[3].

---

[1] BR-Drucks. 312/12, Seite 25.
[2] https://www.gesetze-im-internet.de/bgb/BGB.pdf am 11.05.2020.
[3] Brox/Walker SchR BT, § 22 Rdn. 2.

© Der/die Autor(en), exklusiv lizenziert durch Springer Fachmedien Wiesbaden GmbH, ein Teil von Springer Nature 2021
U. H. Dammann, *Der Behandlungsvertrag*, essentials,
https://doi.org/10.1007/978-3-658-33051-4_6

6.2   Der gesetzlich versicherte Patient

Die Behandlung eines gesetzlich versicherten Patienten findet ebenfalls auf der
Basis eines privatrechtlichen Dienstvertrages statt.

Es kommt zwischen dem Kassenpatienten und dem Kassenarzt ein privatrechtlicher Behandlungsvertrag im Sinne von § 630a Absatz 1 BGB zustande. Dies
ergibt sich aus § 76 Absatz 4 SGB V.

Der Kassenpatient hat das Recht der freien Arztwahl.

Der Kassenarzt ist kraft seiner Zulassung öffentlich-rechtlich verpflichtet, den
Kassenpatienten zu behandeln, wenn dieser ihn darum bittet[4].

---

[4]Brox/Walker SchR BT, § 22 Rdn. 6.

Pflichten des Behandelnden, §§ 630a bis 630g BGB

Der **Behandelnde** hat nach den §§ 630a bis 630g BGB eine Reihe von vertraglichen Pflichten gegenüber dem Patients.

7.1 Behandlungspflicht, § 630a Absatz 1 BGB

Die Behandlungspflicht nach § 630a Absatz 1 BGB ist die Hauptpflicht des Arztes, die sich aus dem Behandlungsvertrag ergibt.

Der **Behandelnde** gewährleistet die medizinische Behandlung und verpflichtet sich zu deren fehlerfreien Durchführung.

Zu der Behandlung gehören insbesondere

- die Anamnese
- die Untersuchung
- die Diagnose
- die Indikation,
- ärztliche Maßnahmen

Die Behandlung umfasst sowohl die Diagnose als auch die Therapie, folglich also alle Maßnahmen und Eingriffe am Körper eines Menschen, um Krankheiten, Leiden, Körperschäden, körperliche Beschwerden oder seelische Störungen nicht krankhafter Natur zu verhüten, zu erkennen, zu heilen oder zu lindern[1].

---

[1] BT-Drucks 17/10488, Seite 17.

© Der/die Autor(en), exklusiv lizenziert durch Springer Fachmedien Wiesbaden GmbH, ein Teil von Springer Nature 2021
U. H. Dammann, *Der Behandlungsvertrag*, essentials,
https://doi.org/10.1007/978-3-658-33051-4_7

Der **Patient** verpflichtet sich, die Leistung des Behandelnden selbst oder durch seine Versicherung zu vergüten und an der Durchführung der Behandlung mitzuwirken.

7.2 Mitwirkung der Vertragsparteien; Informationspflichten, § 630c BGB

§ 630c Absatz 1 regelt eine allgemeine Mitwirkungspflicht und konkretisiert das besondere Vertrauensverhältnis zwischen Behandelndem und Patient aus §§ 242, 254 BGB. Der Patient hat es selber in der Hand, den Therapieerfolg in allen Situationen zu fördern.

Dem Behandelnden obliegt die Pflicht zur sog. therapeutischen Aufklärung, § 630c Absatz 2 Satz 1 BGB. Zu der Erfüllung dieser behandlungsbezogenen Informationspflichten genügt eine Aufklärung im Allgemeinen[2]. Die Aufklärung hat der Form nach in einem Gespräch zu erfolgen[3].

Der Gesetzgeber verlangt von dem Behandelnden weiter, dass er den Patienten über mögliche Behandlungsfehler informiert, § 630c Absatz 2 Satz 2 BGB.

Verletzt der Behandelnde diese Informationspflicht, kann darauf ein Anspruch auf Schadensersatz aus § 280 Absatz 1 BGB („Schadensersatz aus Vertrag") beruhen.

Ausnahmen von dieser Informationspflicht bestehen beispielsweise bei einer unaufschiebbaren Behandlung oder bei einem wirksamen ausdrücklichen Verzicht des Patienten auf Information, § 630c Absatz 4 BGB[4].

7.3 Pflicht zur Einholung der Einwilligung, § 630d BGB

Der Behandelnde muss vor der Durchführung einer medizinischen Maßnahme die Einwilligung des Patienten einholen (siehe Abb. 7.1 zum Zusammenspiel von Recht und Medizin).

Zum einen ist dies seine Pflicht aus dem Behandlungsvertrag.

Verletzt der Behandelnde diese Pflicht, so kann der Patient einen Anspruch auf Schadensersatz aus § 280 Absatz 1 BGB (Schadensersatz wegen Pflichtverletzung) geltend machen.

---

[2]BT-Drucks. 17/10488, Seite 21.

[3]Jacoby/von Hinden, § 630c Rdn. 2.

[4]Brox/Walker SchR BT, § 22 Rdn. 17.

Abb. 7.1 Mit freundlicher
Genehmigung von Tanja
Wanek

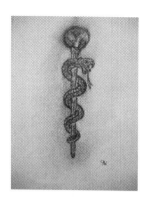

Zum anderen ist der Eingriff ohne eine Einwilligung des Patienten rechtswidrig.

Es fehlt an einem Rechtfertigungsgrund. Mithin liegt ein rechtswidriger Eingriff in den Körper und in die Gesundheit des Patienten im Sinne des § 823 Absatz 1 BGB („Schadensersatz aus unerlaubter Handlung") vor.

Für die Einholung der Einwilligung ist es erforderlich, dass der Behandelnde den Patienten, nachdem er ihn vorher in verständlicher Weise ordnungsgemäß aufgeklärt hat, ausdrücklich und unmissverständlich fragt, ob er in die Maßnahme einwilligt. Die Einwilligung ist eingeholt, wenn der Patient einwilligt[5].

Für eine wirksame Einwilligung müssen folgende **Voraussetzungen** vorliegen.

- Disponibles Rechtsgut

Beispiel

Das Rechtsgut „körperliche Unversehrtheit" ist dispositionsfähig.
Das Rechtsgut „Leben" ist es nicht.◄

- Einwilligungserklärung
  Der Patient hat seine Einwilligung vor dem Eingriff erklärt.
  Die Einwilligungserklärung dauert zum Zeitpunkt des Eingriffs noch an, mithin ist sie nicht widerrufen.
- Einwilligungsfähigkeit

---

[5]BT-Drucks. 17/10488, Seite 23.

Der Patient hat die notwendige geistige und sittliche Reife und verfügt über die notwendige Urteilsfähigkeit.

Die Einwilligungsfähigkeit verlangt die natürliche Einsichtsfähigkeit des einwilligenden Patienten. Von dieser kann bei erwachsenen Menschen grundsätzlich ausgegangen werden. Ihr fehlen muss anderenfalls aufgrund einer Gesamtschau der Umstände geltend gemacht werden, wobei zum Beispiel starke Schmerzen allein noch kein hinreichendes Indiz darstellen[6].

Bei Fehlen der Einwilligungsfähigkeit muss die Einwilligung von einem Berechtigten erteilt werden, § 630d Absatz 1 Satz 2 BGB.

Die Berechtigung kann sich aus dem Gesetz ergeben (Eltern, Vormund, Betreuer), aber auch aus einer Patientenverfügung.

Nach außen erkennbar ausgedrückt

- Frei von Willensmängeln
  Die Einwilligung ist nicht zum Scherz erklärt.
  Es liegt eine freie Willensbildung zu der Erklärung vor.
- Der Behandelnde kennt die Einwilligung
  Der Behandelnde handelt in Kenntnis und auf Grundlage der Einwilligung.
- Form der Einwilligung
  Die Einwilligung bedarf keiner bestimmten Form. Sie kann somit mündlich, schriftlich oder konkludent zum Ausdruck gebracht werden.

▶   **Praxistipp** Es ist ratsam, die Einwilligung des Patienten schriftlich einzuholen.

Beispiel

Der Patient Amatus Anton unterzieht sich einer Koloskopie in der Gastroenterologie Praxis des honorigen Dr. med. Marcus Medicus. Die Sedierung erfolgt mittels Propofol.

Es sind vorliegend **zwei Einwilligungserklärungen** einzuholen (siehe Abb. 7.2).

- Eine Einwilligung in die Sedierung und
- eine zweite in den Eingriff.

Die Einwilligung ist nicht bindend. D. h. sie kann von dem Patienten jederzeit grund- und formlos widerrufen werden, § 630d Absatz 3 BGB.◀

---

[6]OLG Koblenz NJW 2015, Seite 79 Nr. 16.

Abb. 7.2 Einwilligung

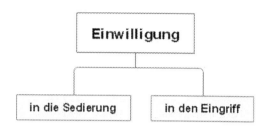

▶ **Merke** Der Einwilligung muss eine Aufklärung gemäß § 630e BGB vorausgehen, § 630d Absatz 2 BGB.

Ohne eine Einwilligung darf nur eine unaufschiebbare Maßnahme durchgeführt werden, wenn sie dem mutmaßlichen Willen des Patienten entspricht, § 630d Absatz 1 Satz 4 BGB.
Die **mutmaßliche Einwilligung** hat folgende Voraussetzungen.

- Disponibles Rechtsgut
- Fehlende Einwilligungserklärung
  Keine ausdrückliche Einwilligungserklärung.
  Eine vorherige Befragung des Patienten ist nicht möglich.
- Einwilligungsfähigkeit des Patienten
  Der Patient müsste die notwendige geistige und sittliche Reife haben und müsste über die notwendige Urteilsfähigkeit verfügen.
  Bei Fehlen der Einwilligungsfähigkeit muss die Einwilligung von einem Berechtigten erteilt werden, § 630d Absatz 1 Satz 2 BGB.
  Die Berechtigung kann sich aus dem Gesetz ergeben (Eltern, Vormund, Betreuer), aber auch aus einer Patientenverfügung.
- Übereinstimmung mit dem hypothetischen Willen des Patienten
  Der Eingriff müsste dem mutmaßlichen Willen des Patienten entsprechen.
  Der mutmaßliche Wille bestimmt sich nach den Interessen, Wünschen und Wertvorstellungen des Patienten.
  Hierzu wird auf eine ex-ante-Betrachtung abgestellt.

7.4 Aufklärungspflichten, § 630e BGB

Der Gesetzgeber hat in § 630e BGB die rechtzeitige Aufklärung des Patienten über Risiken der Behandlung geregelt.

Der Patient soll mittels der sogenannten Selbstbestimmungs- oder Eingriffsaufklärung umfassend über mögliche Folgen einer beabsichtigten Maßnahme aufgeklärt werden. Ihm soll eine Entscheidung über die Einwilligung nach § 630d Absatz 1 BGB zu ermöglicht werden.

Somit soll das grundrechtliche verbürgte Selbstbestimmungsrecht aus Artikel 2 Absatz 1 und Artikel 1 Absatz 1 Grundgesetz gewahrt werden[7].

Der Umfang der Aufklärung ist in § 630e Absatz 1 BGB geregelt.

Der Patient muss weitgehend über die Tragweite, die Chancen und die Gefahren und Risiken der bevorstehenden Maßnahme informiert werden.

Der Umfang und die Intensität der Aufklärung hängen stets von dem jeweiligen Einzelfall ab. Beispielhaft sollen einige Aspekte genannt werden:

- Dringlichkeit und Schwere des Eingriffs sowie
- Folgen und Heilungschancen des Eingriffs.

Die Anforderungen an den Umfang der Aufklärung sind anhand einer „je-desto" Betrachtung zu ermitteln.

Je weniger eine Maßnahme medizinisch geboten ist und je schwerwiegender die Risiken und Folgen sind, desto höher sind die Anforderungen an den Umfang der Aufklärung[8].

Die Aufklärung muss nach § 630e Absatz 2 BGB

- in einem **mündlichen Gespräch** erfolgen (Nr. 1),
  Der Patient soll die Möglichkeit haben, in einem persönlichen Gespräch mit dem Behandelnden offene Fragen und Nachfragen zu klären.
  Die Aufklärung soll nicht auf einen lediglich formalen Merkposten innerhalb eines Aufklärungsbogens reduziert werden[9].
  Primär muss derjenige, der die Behandlung durchführt, selbst den Patienten Aufklären.
  Daneben soll es aber auch möglich sein, die Aufklärung an eine andere Person zu delegieren. Dies setzt aber voraus, dass sie über die notwendige Befähigung zu einer sachgerechten Aufklärung verfügt und mithin über die für die Durchführung der Maßnahme adäquate fachliche Qualifikation.
  Somit muss beispielsweise der Chirurg, der einen operativen Eingriff durchführt, nicht der Person identisch sein, die die Aufklärung durchführt.

---

[7]BGH VersR 1959, Seiten 153 ff.
[8]BGH NJW 1997, Seiten 1637, 1638.
[9]BT-Drucks. 17/10488, Seite 24.

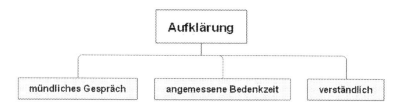

Abb. 7.3 Aufklärung

Die aufklärende Person muss jedoch die notwendige Befähigung und Qualifikation zur Durchführung des operativen Eingriffs besitzen.
Folglich muss die Aufklärung für unterschiedliche Eingriffe unter Umständen jeweils gesondert erfolgen.

Beispiel

So hat etwa der Chirurg über die Risiken der Operation einschließlich des mit der Operation verbundenen Risikos **und** ein Anästhesist über die Risiken der Anästhesie aufzuklären[10].◄

- innerhalb einer **angemessenen Bedenkzeit** (Nr. 2) sowie
Das Selbstbestimmungsrecht des Patienten soll geschützt werden[11].
Das Wort „rechtzeitig" ist ein unbestimmter Begriff.
Wann eine Aufklärung als rechtzeitig erfolgt gilt, hängt wiederum von dem jeweiligen Einzelfall, insbesondere von der Art und Schwere sowie den Risiken des Eingriffs und den Heilungschancen für den Patienten, ab[12].
Es lassen sich keine pauschalen Fristen für die Zeit zwischen der Aufklärung und der Einwilligung festlegen. Es sind regelmäßig viele verschiedene Aspekte zu berücksichtigen. Diese können im jeweiligen Einzelfall zu sehr unterschiedlichen Fristen führen, die zwischen Aufklärung, Einwilligung und Beginn des Eingriffs liegen sollten.
Bei operativen Eingriffen kann es regelmäßig ausreichen, wenn der Patient am Vortag des Eingriffs ausgeklärt wird.

---

[10] BT-Drucks. 17/10488, Seite 24.
[11] BGH NJW 1994, Seite 3010.
[12] Jacoby/von Hinden, § 630e Rdn. 3.

Bei eiligen Eingriffen kann die Bedenkfrist im Einzelfall verkürzt werden, wenn der Eingriff noch am selben Tag vorgenommen werden soll. Es ist jedoch nicht ausreichend, wenn zwischen dem Beginn der Aufklärung und der Einleitung der Narkose beispielsweise lediglich ein halbe Stunde liegt. Dann kann regelmäßig nicht angenommen werden, dass dem Patienten ausreichend Zeit für seine Entscheidung eingeräumt wurde[13]. Demgegenüber kann beispielsweise bei einem geplanten ambulanten Eingriff die Aufklärung Tage, Wochen oder sogar Monate vorher erfolgen, sofern sich die Gesamtkonstitution des Patienten in dieser Zeit nicht verändert.

- **verständlich** (Nr. 3) erfolgen.

Verständlichkeit bedeutet, dass der Patient die Aufklärung so verstanden hat, dass er eine Entscheidung treffen kann, durch die sein Selbstbestimmungsrecht gewahrt wird. Dem Patienten muss die Schwere und Tragweite des Eingriffs verdeutlicht worden sein[14].

Die Anforderungen an die Verständlichkeit sind empfängerorientiert. Verständlich heißt, dass die Aufklärung für den Patienten sprachlich verständlich sein muss. Sie darf in der Regel nicht in einer übermäßigen Fachsprache des Behandelnden erfolgen.

Bei einem Patienten, der den Inhalt der Aufklärung nach seinem körperlichen, geistigen oder seelischen Zustand nur schwer nachvollziehen kann, muss die Aufklärung in leichter Sprache erfolgen und gegebenenfalls wiederholt werden.

Bei Patienten, die nach eigenen Angaben oder nach der Überzeugung des Behandelnden der deutschen Sprache nicht hinreichend mächtig sind, hat die Aufklärung in einer Sprache zu erfolgen, die der Patient versteht. Erforderlichenfalls ist eine sprachkundige Person oder ein Dolmetscher auf Kosten des Patienten hinzuzuziehen[15] (siehe Abb. 7.3).

Beispiel

Der Patient Pontius Plaudanus unterzieht sich einer Gastroskopie in Ihrer Praxis. Sie führen die Sedierung mittels Propofol durch.

Sie klären den Patienten auf und holen sich die beiden Einwilligungen in die Sedierung und in den Eingriff ein.◄

---

[13] BT-Drucks. 17/10488, Seite 25.
[14] Rehborn MDR 2013, Seiten 497, 502.
[15] BT-Drucks. 17/10488, Seite 25.

▶ **Praxistipp**

- Lassen Sie sich den Aufklärungsbogen von dem Patienten unterschreiben.
- Nehmen Sie die Personalien der Begleitperson, die den Patienten
nach dem Eingriff abholt, mit in den Aufklärungsbogen auf und
lassen sich dies ebenfalls unterschreiben.

  Kann oder will der Patient eine Begleitperson nicht benennen, so
  findet der Eingriff ohne Sedierung oder in letzter Konsequenz gar
  nicht statt.

  Dies gilt selbstverständlich auch dann, wenn der Patient eine Begleitperson benannt hat, am Tag des Eingriffs jedoch alleine in Ihrer
  erscheint.

  Ein Taxifahrer ist regelmäßig keine adäquate Begleitperson, sondern
  lediglich ein Lotse durch den Verkehr.
- Lassen Sie sich ebenfalls die Einwilligungen in den Eingriff von dem
Patienten unterschreiben.

Beispiel

Der Patient Cornelius Corcus unterzieht sich in Ihrem Krankenhaus einer
Gastroskopie. Die Sedierung wird mittels Propofol durchgeführt.

Sie klären den Patienten auf und holen sich die beiden Einwilligungen in
die Sedierung und in den Eingriff ein. ◀

▶ **Praxistipp**

- Lassen Sie sich den Aufklärungsbogen von dem Patienten unter-
schreiben.
- Der Patient wird aus der Endoskopie von einer examinierten
Pflegekraft abgeholt.

  Eine Schülerin ist keine adäquate Begleitperson.

7.5 Dokumentationspflicht, § 630f BGB

Der Behandelnde ist verpflichtet, eine Patientenakte zur Dokumentation des Behandlungsgeschehens zu führen. Die Patientenakte kann auch als elektronisches Dokument geführt werden, § 630f Absatz 1 BGB. Der Arzt muss den Behandlungsverlauf in der Patientenakte dokumentieren. Diese Dokumentation muss alle notwendigen Informationen enthalten, um eine Folgebehandlung durch den gleichen Arzt oder durch einen nachfolgenden Kollegen zu ermöglichen.

7.5.1 Dokumentationszweck

Die Dokumentation dient in erster Linie dem Zweck, durch die Aufzeichnung des Behandlungsgeschehens eine sachgerechte therapeutische Behandlung und Weiterbehandlung zu gewährleisten[16].

▶ **Merke** Die Dokumentation ist eine Privaturkunde im Sinne des § 416 ZPO.

Für die Beweisführung im Klageverfahren stehen Kläger und Beklagtem u. a. der Urkundsbeweis zur Verfügung.
Für einen die Beweisführung in einem Zivilprozess gilt

- das, was dokumentiert ist, hat stattgefunden (selbst wenn es nicht stattgefunden hat) und
- das, was nicht dokumentiert ist, hat nicht stattgefunden (selbst wenn es stattgefunden hat).

Dies soll anhand eines Beispiels verdeutlicht werden.

Beispiel

Im Operationsprotokoll ist dokumentiert, dass eine Zählkontrolle vor, während und nach der Operation des Patienten durchgeführt wurde. Tatsächlich ist eine Zählkontrolle während der Operation unterblieben.

---

[16]BGH NJW 1988, Seiten 762, 763.

Verbleibt nun aufgrund der unterlassenen Zählkontrolle während der Operation ein Fremdkörper im Operationsgebiet des Patienten und kommt es dadurch kausal zu einer Gesundheitsverschlechterung, kann dies einen Haftungsfall begründen.

Ein Richter, der über diesen Fall entscheiden soll, war bei der Operation nicht anwesend. Er hat für die Urteilsfindung lediglich das ihm vorliegende Operationsprotokoll.

Eine vollständige Dokumentation ist mithin zwingend erforderlich, um einem Gerichtsverfahren entgegen zu wirken.◄

7.5.2 Inhalt der ärztlichen Dokumentation, § 630f Absatz 2 BGB

§ 630f Absatz 2 BGB bestimmt, was in der Patientenakte dokumentiert werden muss.

Der Inhalt der ärztlichen Dokumentation umfasst im Rahmen der ärztlichen Behandlung insbesondere

- die Personalien des Patienten,
- die Anamnese,
- die Diagnose,
- die Therapie und ihre Wirkung,
- die Medikation,
- den Krankheitsverlauf,
- die Aufklärung,
- die Einwilligung,
- die Eingriffe und ihre Wirkungen,
- die Befunde,
- das Anästhesieprotokoll sowie
- der Operationsbericht.

Bei einem stationären Aufenthalt sind zusätzlich zu dokumentieren

- die Thromboseprophylaxe,
- die Dekubitusprophylaxe sowie
- die Chargennummer bei Verwendung von Blutkonserven

7.5.3 Aufbewahrungsfrist, § 630f Absatz 3 BGB

§ 630f Absatz 3 BGB sieht in Übereinstimmung mit § 10 Absatz 3 der (Muster-) Berufsordnung für die deutschen Ärztinnen und Ärzte (Stand 2006) vor, dass der Behandelnde die Patientenakte im Regelfall für die Dauer von zehn Jahren nach Abschluss der Behandlung aufzubewahren hat.

Die Zeitspanne des Absatzes 3 entspricht im Übrigen auch den von der Rechtsprechung der oberinstanzlichen Gerichte für den Regelfall vorgesehenen Aufbewahrungsfristen von zehn Jahren[17].

7.5.4 Grundsätze der Dokumentation – Wahrheit und Klarheit

- richtig
  Die Wahrheit der Dokumentation beinhaltet das Verbot der schriftlichen Lüge.
  Eine Dokumentationsleistung ist eine Urkunde im Rechtsverkehr.
  Eine Urkunde nimmt für sich grundsätzlich die Vermutung der Richtigkeit und Vollständigkeit in Anspruch. Es gilt das gebot objektiver Wahrhaftigkeit.
- vollständig
  Die Vollständigkeit der Dokumentation beinhaltet die Erfassung wesentlicher Tatsachen. Routinemaßnahmen und Selbstverständlichkeiten sind nicht zu dokumentierten.
- zeitnah
  Für eine zeitnahe Dokumentation ist es wünschenswert, wenn nach jedem Arbeitsschritt die Dokumentationsleistung erfolgt.
  Sollte dies aus zeitlichen Gründen nicht möglich sein, so hat die Dokumentationsleistung spätestens bis zum Ende eines Arbeitstages bzw. bis zum Ende einer Schicht zu erfolgen.
- fortlaufend
  Zeitlich fortlaufend ist eine Dokumentationsleistung, wenn diese begleitend zu der Behandlung, der Betreuung, der Versorgung und Behandlung des Patienten ihre positive Beweiskraft durch jeweils vollzogene Dokumentationsleistungen entwickelt (siehe Abb. 7.4).

Ein Krankenhaus oder ein niedergelassener Arzt muss seine Mitarbeiter dahin gehend schulen, dass eine einheitliche Dokumentationsklarheit entsteht.

Dabei werden einheitliche Dokumentationsstandards zugrunde gelegt.

---

[17]OLG Hamm VersR 2005, Seiten 412 f.

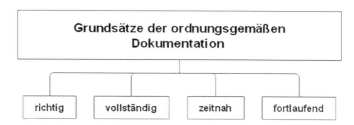

Abb. 7.4 Grundsätze der ordnungsgemäßen Dokumentation

Zu beachten und durch die jeweiligen Verantwortlichen ist

- die Einhaltung der Schreibdisziplin,
- die Einhaltung der Strukturdisziplin sowie
- die Einhaltung der Sprachdisziplin.

Merke Eine Dokumentationsleistung ist nicht delegierbar, also **nicht für andere dokumentieren.**

Merke Aus dem Aspekt der zeitnahen Dokumentation geht ferner Folgendes hervor. **Nicht auf Vorrat dokumentieren.**

Einsichtnahme in die Patientenakte, § 630g BGB

8

Der Patient hat ein Recht auf Einsichtnahme in die Originalpatientenakte.

Der Patient hat ein schutzwürdiges Interesse zu wissen, wie mit seiner Gesundheit umgegangen wurde, welche Daten sich dabei ergeben haben und wie die weitere Entwicklung eingeschätzt wird[1].

Dem Einsichtsbegehren muss der Behandelnde unverzüglich, d. h. ohne schuldhaftes Zögern[2], nachkommen[3].

„Das Einsichtsrecht soll nicht grenzenlos sein.

In den besonderen Einzelfällen des § 630g Absatz 1 BGB ist es erforderlich, dass die zu berücksichtigenden Belange sorgfältig ermittelt und auf konkrete und substantiierte Anhaltspunkte gestützt werden können. Ziel dieser Einschränkung ist der Schutz des Patienten vor Informationen über seine Person, die ihm erheblich schaden könnten.

Das kann beispielsweise der Fall sein, wenn die uneingeschränkte Einsichtnahme in die Dokumentation mit der Gefahr einer erheblichen gesundheitlichen (Selbst-) Schädigung des Patienten verbunden sein kann"[4].

Die Grenze des Einsichtsrechts ist erreicht, soweit in die Aufzeichnungen Informationen über die Persönlichkeit dritter Personen eingeflossen sind, die ihrerseits schutzwürdig sind.

Das kann beispielsweise für den Fall eines minderjährigen Patienten gelten, der eine Behandlung unter Einbeziehung seiner sorgeberechtigten Eltern durchführt. Sind sensible Informationen über die Eltern des Patienten und über deren

---

[1] BVerfG NJW 2006, Seite 1116.
[2] Legaldefinition in § 121 Absatz 1 Satz 1 BGB.
[3] BT-Drucks. 17/10488, Seite 26.
[4] BT-Drucks. 17/10488, Seite 26.

© Der/die Autor(en), exklusiv lizenziert durch Springer Fachmedien Wiesbaden GmbH, ein Teil von Springer Nature 2021
U. H. Dammann, *Der Behandlungsvertrag*, essentials,
https://doi.org/10.1007/978-3-658-33051-4_8

Persönlichkeit in die Dokumentation des Behandlungsgeschehens eingeflossen oder ist im Einzelfall eine erhebliche Gesundheitsgefährdung des Patienten im Falle der Kenntnis dieser Information zu befürchten, kann es sachgerecht sein, dem Patienten die Einsichtnahme partiell zu verweigern. Entscheidend sind insoweit wiederum die Umstände des Einzelfalls. Erforderlich ist eine Abwägung der berechtigten Interessen Dritter mit dem Selbstbestimmungsrecht des Patienten[5].

---

[5]BT-Drucks. 17/10488, Seite 27.

Beweislast bei Haftung für Behandlungs- und Aufklärungsfehler, § 630h BGB

Für den Ausgang eines Rechtsstreites kommt der Frage der Beweislast in der Praxis eine entscheidende Bedeutung zu.

Ein **Beispiel** soll dies veranschaulichen.

Flavius Faber muss sich einem ambulanten Routineeingriff bei Dr. Marcus Medicus unterziehen und erleidet infolge des Eingriffs einen Gesundheitsschaden.

Der Patient Flavius Faber kann gegen den Behandelnden Dr. Marcus Medicus Ansprüche auf Schadensersatz und Schmerzensgeld wegen eines Behandlungsfehlers aus §§ 280 ff. BGB (Schadensersatz wegen Pflichtverletzung) und §§ 823 ff. BGB (Schadensersatz aus unerlaubter Handlung) geltend machen.

Die erfolgreiche Durchsetzung solcher Ansprüche hängt entscheidend davon ab, dass das Gericht den Behandlungsfehler und somit die Pflichtverletzung im Sinne von § 280 Absatz 1 BGB und die rechtswidrige Gesundheitsverletzung im Sinne von § 823 Absatz 1 BGB feststellt[1].

Das Gericht entscheidet auf der Grundlage des entscheidungserheblichen Sachverhaltes, ob dem Kläger (hier: der Patient Flavius Faber) Ansprüche auf Schadensersatz und Schmerzensgeld zustehen.

Gemäß dem im Zivilprozessrecht herrschenden Beibringungsgrundsatz ermittelt das Gericht den Sachverhalt nicht von Amts wegen, sondern die Parteien sind selbst verantwortlich für die Beibringung des Prozessstoffes[2].

> **Merke** Es gilt folgender **Grundsatz: Jeder muss das beweisen, was für ihn günstig ist.**

---

[1] Jacoby/von Hinden, § 630h Rdn. 1.

[2] BVerfGE 52, Seite 145; BGH VersR 1985, Seite 545; Großkopf, Seite 15.

© Der/die Autor(en), exklusiv lizenziert durch Springer Fachmedien Wiesbaden GmbH, ein Teil von Springer Nature 2021
U. H. Dammann, *Der Behandlungsvertrag*, essentials,
https://doi.org/10.1007/978-3-658-33051-4_9

Grundsätzlich hat der Patient das Vorliegen eines Behandlungsfehlers, das Verschulden der Behandlungsseite und den Kausalzusammenhang zwischen dem Behandlungsfehler und dem bei ihm eingetretenen Primärschaden zu beweisen.

9.1   Beweismittel im Zivilprozess

Für die Beweisführung im Klageverfahren stehen den Prozessparteien folgende Beweismittel zur Verfügung (siehe Abb. 9.1).

- Beweis durch **Sachverständige,** §§ 402 ff ZPO
  Der Sachverständige gibt Auskunft, ob die Behandlung den medizinischen Standards der Wissenschaft entsprach.
- Beweis durch **Augenschein,** §§ 371 ff ZPO
  Augenschein ist im allgemeinen Sprachgebrauch die Besichtigung beziehungsweise die sinnliche Wahrnehmung eines Gegenstandes oder eines Vortrages. Die Überzeugung des Richters kann beispielsweise durch Hören, Sehen, Riechen, Schmecken oder Tasten beruhen.
  In einem haftungsrechtlichen Prozess kommt im Rahmen des Beweises durch Augenschein die EDV-gestützte Dokumentation eine große Bedeutung zu.

  ▷   **Merke** Der Augenscheinbeweis ist das „Auffangnetz" für alle Beweisstücke, die nicht die Merkmale der anderen Beweismittel erfüllend.

- Beweis durch **Parteivernehmung,** §§ 445 ff ZPO
  Für den Fall, dass eine Partei in einem Zivilprozess keine anderen Beweise hat, so kann sie sich zum Beweis für die Richtigkeit ihrer Behauptungen auf eine Parteivernehmung der Gegenseite berufen.
- Beweis durch **Urkunden,** §§ 415 ff ZPO

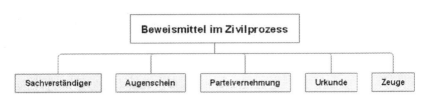

Abb. 9.1 Beweismittel im Zivilprozess

Eine Urkunde im Sinne der §§ 415 ff ZPO ist jede schriftliche Verkörperung von Gedankenerklärungen, unabhängig davon, zu welchem Zweck, in welcher Sprache und vermittels welcher Schriftzeichen sie verfasst ist.

Beispiele

- der Behandlungsvertrag
- die manuelle Dokumentation
- die Patientenverfügung
- das Testament

◄

▶ **Cave** Keine Urkunden sind beispielsweise

- Computerdateien
- DVDs und CDs
- Fotos
- Videoaufnahmen
- Zeichnungen.

Diese werden als Augenscheinobjekte behandelt, da es ihnen an der Verkehrsfähigkeit, d. h. an der jederzeitigen Verfügbarkeit ohne den Einsatz von technischen Hilfsmitteln, fehlt.

- **Computerausdrucke** als Urkunde im Sinne der §§ 415 ff ZPO?
  Der Gesetzgeber führt dazu folgendes aus.
  Privaturkunden begründen, sofern sie von den Ausstellern unterschrieben oder mittels notariell beglaubigten Handzeichens unterzeichnet sind, vollen Beweis dafür, dass die in ihnen enthaltenen Erklärungen von den Ausstellern abgegeben sind, § 416 ZPO.
  Steht die Echtheit der Namensunterschrift fest oder ist das unter einer Urkunde befindliche Handzeichen notariell beglaubigt, so hat die über der Unterschrift oder dem Handzeichen stehende Schrift die Vermutung der Echtheit für sich, § 440 Absatz 2 ZPO.
  Diese beiden Normen setzen eine unterschriebene Urkunde voraus. Diese entfällt naturgemäß bei elektronischen Dokumenten.
- Beweis durch **Zeugen,** §§ 373 ff. ZPO

Es kommt wohl sehr selten vor, dass ein objektiver Dritter bei jeder Behandlungsmaßnahme anwesend gewesen ist und einen Fehler bei der Behandlung mit eigenen Augen gesehen hat.

In Betracht kommt ein Zeugenbeweis aus der Sicht der beklagten Gesundheitseinrichtung.

Durch die richterliche Vernehmung des behandelnden Personals können mögliche Lücken in der Dokumentation geschlossen werden.

Problematisch kann hier die Glaubwürdigkeit solcher Zeugen wegen des arbeitsrechtlichen Nähe Verhältnisses zwischen der beklagten Gesundheitseinrichtung und den zu vernehmenden zeugen sein[3].

9.2   Das voll beherrschbare Risiko – Organisationsfehler

Verwirklicht sich jedoch ein Risiko, das von der Behandlungsseite voll hätte beherrscht werden können und müssen, muss sie beweisen, dass sie alle erforderlichen organisatorischen und technischen Vorkehrungen ergriffen hatte, um das Risiko bzw. dessen Realisierung zu vermeiden[4].

Nach Auffassung des Schleswig-holsteinischen Oberlandesgerichts[5] handelt es sich bei der Rechtsfigur des voll beherrschbaren Risikos um einen wertenden Begriff im Rahmen von Überlegungen zur Beweislastverteilung.

Voll beherrschbare Risiken im Sinne des § 630h Absatz1 BGB) sind mithin dadurch gekennzeichnet, dass sie durch den Klinik-oder Praxisbetrieb gesetzt werden und durch dessen ordnungsgemäße Gestaltung ausgeschlossen werden können und müssen.

Kommt der Patient zu Schaden, so ergibt sich zu seinen Gunsten eine Beweiserleichterung.

Voraussetzungen

Folgende Voraussetzungen müssen vorliegen.

- Der Patient in einem Krankenhaus oder in einer ärztlichen Praxis befindet sich in einer **konkreten Gefahrensituation.**
- Die konkrete Gefahrensituation löst eine gesteigerte Sicherungs- oder Schutzfrist aus.

---

[3]Großkopf, Seite 23.
[4]Beschluss des BGH vom 16.08.2016 – VI ZR 634/15.
[5]Urteil des Schleswig-Holsteinischen Oberlandesgerichts vom 29.08.2014 – 4 U 21/13.

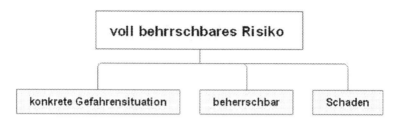

Abb. 9.2   Voll beherrschbares Risiko

- Die Gefahrensituation ist für das Krankenhaus oder für die ärztliche Praxis **beherrschbar.**
Der **Maßstab** für die Beherrschbarkeit orientiert sich daran, ob der Behandelnde die Risiken aufgrund seiner Herrschafts- und Organisationsmacht zum Schutz des Patienten ausschließen kann.
Beherrschbar sind beispielsweise
  - die Funktionsweise notwendiger technischer Geräte,
  - die Lagerung des Patienten und
  - Verstöße gegen Hygienestandards[6].
- Ein Patient kommt trotz alledem zu **Schaden** (siehe Abb. 9.2).

Im Recht der unerlaubten Handlung muss der Behandelnde darlegen und beweisen, dass der Patient aufgrund einer ordnungsgemäßen Aufklärung in den Heileingriff eingewilligt hat, § 630h Absatz 2 BGB. Die Einwilligung stellt einen Rechtfertigungsgrund dar.

Nach § 630h Absatz 3 BGB wird vermutet, dass eine Maßnahme/Handlung/Behandlung, die nicht in der Patientenakte dokumentiert ist, nicht vorgenommen wurde.
Über den Wortlaut des § 630h Absatz 3 BGB wird bei einer Unvollständigkeit der Patientenakte ferner vermutet, dass sich Sachverhalt so zugetragen hat, wie ihn der Patient schildert[7].

Beispiele aus der Rechtsprechung

- **Medizinische Geräte und Materialien**

---

[6]Jacoby/von Hinden, § 630h Rdn. 2.

[7]Jacoby/von Hinden, § 630h Rdn. 5.

Der Krankenhausträger haftet für die Mangelfreiheit und Funktionstüchtigkeit von ihm eingesetzter Geräte und deren korrekter Bedienung durch das Personal, wobei stets zu prüfen ist, ob das konkrete Risiko objektiv voll beherrschbar war.

Zurücklassen eines Bauchtuches im Operationsbereich, voll beherrschbar[8].

Luftembolie aus der Spülleitung eines technischen Gerätes, voll beherrschbar[9].

- **Lagerungsschäden**
  Die technisch richtige Lagerung des Patienten auf dem Operationstisch, die Beachtung der dabei zum Schutz des Patienten vor etwaigen Lagerungsschäden einzuhaltenden Regeln, die Kontrolle der Lagerung durch die operierenden Ärzte sind Maßnahmen, die dem „voll beherrschbaren Risikobereich" der Behandlungsseite zuzuordnen sind. So tragen der Krankenhausträger und die behandelnden Ärzte grundsätzlich die Beweislast dafür, dass der Patient zur Vermeidung von Lagerungsschäden sorgfältig und richtig auf dem Operationstisch gelagert wurde und dass die Operateure dies auch kontrolliert haben[10]

- **Infektionen**
  Die absolute Keimfreiheit des ärztlichen Personals und weiterer Operationsbeteiligter kann allerdings nicht erreicht werden, sodass Keimübertragungen, die sich trotz Einhaltung der gebotenen hygienischen Vorkehrungen ereignen, zum entschädigungslos bleibenden Krankheitsrisiko des Patienten gehören.
  Eine Haftung des Krankenhausträgers kommt daher nur in Betracht, wenn die Keimübertragung durch die gebotene hygienische Sorgfalt hätte verhindert werden können. Nur wenn feststeht, dass die Infektion aus einem hygienisch voll beherrschbaren Bereich hervorgegangen sein muss, hat der Krankenhausträger bzw. Behandler für die Folgen der Infektion einzustehen, sofern er sich nicht entsprechend § 280 I 2 BGB entlasten kann[11].

◄

---

[8]Urteil des OLG München vom 22.08.2013 – 1 U 3971/12.

[9]Urteil des OLG Schleswig vom 29.08.2014 – 4 U 21/13.

[10]Beschluss des BGH vom 26.09.2017 – VI ZR 529/16; Urteil des BGH vom 24.01.1984 – VI ZR 203/82;Urteil des OLG Koblenz vom 22.10.2009 – 5 U 662/09; Beschluss des OLG Köln vom 25.02.2013 – 5 U 152/12.

[11]Beschluss des BGH vom 16.08.2016 – VI ZR 634/15.

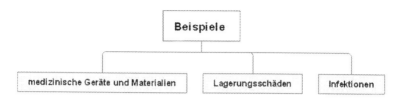

Abb. 9.3 Beispiele aus der Rechtsprechung

▶ **Merke Prädisposition**

Anderes gilt dann, wenn der Patient infolge einer **Prädisposition** einen Risikofaktor in das Behandlungsgeschehen einbringt, der den Gefahrenbereich für den Arzt oder das nichtärztliche Assistenzpersonal nicht mehr uneingeschränkt beherrschbar macht.

Das Oberlandesgericht verneinte ausnahmsweise eine Umkehr der Beweislast.

Die Beweislast liegt hier beim Patienten, da dieser eine nicht im Voraus erkennbare seltene körperliche Anomalie hatte, die ihn für den eingetretenen Schaden anfällig machte[12] (siehe Abb. 9.3).

9.3 Sogenannter Anfängerfehler, § 630h Absatz 4 BGB

§ 630h Absatz 4 BGB enthält eine Regelung für die Vermutung für sog. Anfängerfehlern.

Die Norm basiert aus § 630a Absatz 2 BGB.

Danach soll derjenige, der eine medizinische Behandlung durch einen Behandelnden zusagt, die Behandlung unter Einhaltung der anerkannten fachlichen Standards schuldet.

Für den Fall, dass der Behandelnde für die von ihm vorgenommene Behandlung nicht befähigt war, stellt bereits die Übertragung der Arbeiten auf den Behandelnden einen Verstoß gegen den geschuldeten Standard dar dies auch kontrolliert An der erforderlichen Befähigung fehlt es dem Behandelnden, soweit er nicht über die notwendige fachliche Qualifikation verfügt.

Dies kommt beispielsweise bei behandelnden vor,

---

[12]Urteil des OLG Thüringen vom 28.03.2007 – 4U 1030/04.

- die sich in der medizinischen Ausbildung befinden oder
- die Berufsanfänger sind und noch nicht über die notwendige Erfahrung verfügen.

Steht die mangelnde Befähigung eines Behandelnden fest und hat der Patient durch die Behandlung eine Verletzung seines Lebens, seines Körpers oder seiner Gesundheit erlitten, so besteht eine Vermutung, dass die mangelnde Befähigung für die aufgetretene Verletzung ursächlich ist[13].

9.4   Beendigung des Behandlungsvertrages

Ein Behandlungsvertrag kann – wie oben dargestellt – auch mündlich oder konkludent (durch schlüssiges Handeln) geschlossen werden. Folglich kann ein Behandlungsvertrag auch mündlich oder konkludent (durch schlüssiges Handeln) beendet werden.

Das Vertragsverhältnis zwischen Arzt und Patient endet, wenn

- der Patient **genesen** ist
- das Zeitintervall abgelaufen ist (**Zeitablauf**)
  Beispiele:
  – Kur,
  – Rehabilitationsmaßnahme
- der **Zweck** des Behandlungsvertrages **erreicht** ist und die **Behandlung abgeschlossen** ist,
- einer der Vertragsparteien stirbt,
- durch einen **Aufhebungsvertrag** (im beiderseitige Einvernehmen) oder
- eine der beiden Vertragsparteien den Behandlungsvertrag **kündigt**
  Bei der Kündigung des Behandlungsvertrages ist danach zu differenzieren, ob der Arzt oder der Patient die Kündigung ausspricht.
  – **Der Patient kündigt den Behandlungsvertrag**
  Der Patient kann den Behandlungsvertrag jederzeit kündigen.
  Dies gilt unabhängig davon, ob der Patient gesetzlich oder privat krankenversichert ist.
  Der gesetzlich krankenversicherte Patient muss im Falle einer Kündigung ohne wichtigen Grund damit rechnen, dass er die Mehrkosten, die dem Arzt durch die Kündigung entstanden sind, selber tragen muss.

---

[13]BT-Drucks. 17/10488, Seite 30.

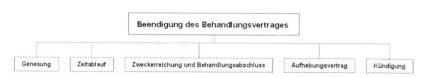

Abb. 9.4 Beendigung des Behandlungsvertrages

– **Der Arzt kündigt den Behandlungsvertrag**
Der Arzt kann den Behandlungsvertrag jederzeit kündigen, wenn ein wichtiger Grund nicht vorliegt. Der Arzt muss in diesem Fall Sorge dafür tragen, dass die Behandlung des Patienten anderweitig sichergestellt ist.
Merke
Der Arzt macht sich schadensersatzpflichtig, wenn er den Behandlungsvertrag ohne Vorliegen eines wichtigen Grundes kündigt und die anderweitige Weiterbehandlung des Patienten nicht sichergestellt ist.
Der Arzt darf den Behandlungsvertrag bei Vorliegen eines wichtigen Grundes im Sinne des § 626 Absatz 1 BGB kündigen. Die Anforderungen an das Vorliegen eines wichtigen Grundes sind sehr restriktiv zu handhaben. Ein solcher wichtiger grund ist regelmäßig dann gegeben, wenn durch sein Verhalten des Patienten das Vertrauensverhältnis gestört wird.
Das kann beispielsweise dann der Fall sein, wenn
– es Meinungsverschiedenheiten zu der ärztlich angeordneten Medikation gibt[14],
– der Patient sich gegenüber dem Arzt strafbar macht (beispielsweise Beleidigungen, Bedrohungen, Beschimpfungen)[15],
– Unstimmigkeiten bei der Terminabsprache bzw. Termineinhaltung[16].
Merke
Der Arzt darf den Behandlungsvertrag trotz des Vorliegens eines wichtigen Grundes und der Ablehnung einer Weiterbehandlung nicht kündigen, wenn der Patient dringender ärztliche Hilfe bedarf und auf den behandelnden Arzt angewiesen ist[17] (siehe Abb. 9.4)
– **Sonderfall Triage**[18]

---

[14]AG Karlsruhe, Urteil vom 25.03.1998 – 9C 251/97.
[15]OLG München, Beschluss vom 25.09.2007 – 1 U 3395/07.
[16]AG Karlsruhe, Urteil v. 25.03.1998 –9 C 251/97.
[17]https://www.bda-hausaerzteverband.de am 01.04.2020.
[18]frz. trier = sortieren, aussuchen, auslesen.

Einschätzungsgruppen nach MTS		
Gruppe	Bezeichnung	max. Wartezeit
1	SOFORT	0 Minuten
2	SEHR DRINGEND	10 Minuten
3	DRINGEND	30 Minuten
4	NORMAL	90 Minuten
5	NICHT DRINGEND	120 Minuten

Abb. 9.5 Mit freundlicher Genehmigung der Gesundheit Nord (https://www.gesundhei
tnord.de/krankenhaeuserundzentren/kbn/klinikum-bremen-nord/zentrale-notaufnahme/man
chester-triage-system.html am 14.05.2020)

1792 hatte der französische Chirurg Freiherr Dominique Jean Larrey die
Triage für die napoleonischen Kriege entwickelt.

Heute findet das Verfahren in der zivilen Katastrophenmedizin bei einem
Massenanfall von Verletzten seine Anwendung, so zum Beispiel bei einem
Massenunfall, bei einem Zugunglück oder einem Terroranschlag.

Triage bezeichnet ein Verfahren zur Priorisierung medizinischer Hilfeleis-
tung, das weder gesetzlich geregelt noch methodisch spezifiziert ist.

Eine Triage ist die Erstbegutachtung von Patienten mit Zuordnung in
(prioritätsorientierte) Gruppen.

Eine Triage findet statt bei erforderlicher Rationalisierung bzw. Priorisierung der medizinischen Versorgung infolge Diskrepanz zwischen verfügba-
rer und erforderlicher Versorgungskapazität[19].

Das Manchester-Triage-System (MTS)

Das Manchester Triage System ist ein standardisiertes Verfahren zur sys-
tematischen Ersteinschätzung bzw. Triage der Behandlungsdringlichkeit
von Patienten in Rettungsstellen bzw. MTS wurde in den 1990 Jahren in
Großbritannien entwickelt und erstmalig 1995 in Manchester eingeführt.

MTS wird mittlerweile auch in Deutschland eingesetzt siehe Abb. 9.5).

Im Dezember 2019 trat das Coronavirus SARS-CoV-2 erstmals in China in
der Millionenstadt Wuhan in der Provinz Hubei auf.

---

[19]https://www.pschyrembel.de/Triage/K0MVS/doc/ am 20.04.2020.

Die Erkrankung entwickelte sich im Januar 2020 in China zu einer Epidemie[20] (eine Epidemie ist eine zeitlich und örtlich in besonders starkem Maß auftretende, ansteckende Massenerkrankung, Seuche[21]) und breitete sich schließlich weltweit aus.

Als Folge der Corona-Pandemie[22] (eine Pandemie sich weit ausbreitende, ganze Landstriche, Länder erfassende Seuche[23]) suchten zahlreiche Patienten die Notaufnahmen der Krankenhäuser mit influenzaähnlichen Symptomen (unspezifisches Fieber, Kopf- und Gliederschmerzen, trockener Husten) im oberen Anteil des respiratorischen Systems auf.

Eine ganz ähnliche Symptomatik zeigt auch die Infektion mit dem Coronavirus SARS-CoV-2. Die Erreger infizieren vor allem Zellen der unteren Atemwege und können eine Pneumonie verursachen. Patienten mit einem schweren Verlauf der Erkrankung entwickeln Symptome wie beispielsweise Atemnot.

Wird nun eine Vielzahl von Patienten beatmungspflichtig und stehen hingegen nicht genügend Beatmungsgeräte zur Verfügung, stellt sich auch die (rechtlich) ethische Frage, wer überleben darf und wer nicht.

Vor diesem Dilemma standen Ärzte im Rahmen der sogenannten Corona-Krise nicht etwa als Notärzte auf einem Trümmerfeld mit einer Vielzahl von Verletzten, sondern im ersten Quartal des Jahres 2020 in den Kliniken Frankreichs und Italiens.

Die Ärzte entscheiden, wie sie mit den begrenzten Ressourcen umgehen und somit auch darüber, wer sterben muss und wer leben darf. Gegen ihr Urteil gibt es faktisch keinen Rechtsschutz[24].

Anmerkung

Dieses ethisch-moralische Dilemma wird in der juristischen Ausbildung in der Vorlesung zum Strafrecht anhand der die Standardfälle Weichensteller-Fall"[25] und „Der Abschuss eines Flugzeuges zur Rettung von Menschenleben"[26]

---

[20]Altgr. ἐπί = auf, bei, dazu, mitten, unter, aus der Mitte (heraus) und ὁ δῆμος, τοῦ δημιοῦ = Volk altgr. ἐπίδημος, ἐπίδημιον = im Volk verbreitet.

[21]https://www.duden.de/rechtschreibung/Epidemie am 21.04.2020.

[22]Altgr. ἡ πανδημία, τῆς πανδημίας = das ganze Volk'.

[23]https://www.duden.de/rechtschreibung/Pandemie am 21.04.2020.

[24]https://www.lto.de/recht/hintergruende/h/triage-corona-aerzte-entscheidung-leben-tod-rechtsschutz-spezialkammern-richtervorbehalt am 21.04.2020.

[25]Engisch, Seite 288.

[26]Vgl. exemplarisch Roxin, ZIS 6/2011, Seiten 552 ff.

9.5   Die Rechtsbeziehung zwischen den Gehilfen und Patient

Das nichtärztliche Personal ist stets Arbeitnehmer des Krankenhausträgers beziehungsweise des Arztes.

Mithin ist das nichtärztliche Personal immer Erfüllungsgehilfe.

Eine vertragliche Beziehung zwischen dem nichtärztlichen Personal und dem Patienten wird nicht begründet.

Gefälligkeitsverhältnis versus Auftragsverhältnis

10

Das Gefälligkeitsverhältnis und das Auftragsverhältnis sind voneinander abzugrenzen und keinesfalls Synonyme.

10.1 Gefälligkeitsverhältnis

Eine Gefälligkeit ist das Bereiterklären zur Vornahme einer Handlung, die aus Freundschaft, Nachbarschaft, Ehre, Familie oder Anstand erfolgen und keine Leistungspflicht nach sich ziehen. Es wird kein vertraglicher Anspruch für den Anderen begründet. Die Gefälligkeit wird ohne einen rechtlichen Bindungswillen abgegeben.

Die **Abgrenzung** zwischen einem sog. **Gefälligkeitsvertrag** und einem Gefälligkeitsverhältnis kann im Einzelfall schwierig sein.

Ein sog. Gefälligkeitsvertrag ist ein gefälligkeitshalber abgeschlossener und dennoch voll bindender Vertrag.

Ein **Gefälligkeitsverhältnis** ist eine bloße Gefälligkeit.

Entscheidend für die Frage, ob ein Rechtsbindungswille gegeben ist, ist, wie ein objektiver Beobachter das Verhalten des Zusagenden unter Würdigung aller Umstände im Einzelfall werten musste[1].

Indizien für eine bloße Gefälligkeit können

- ihre Art,
- ihr Grund und Zweck,
- ihre wirtschaftliche und rechtliche Bedeutung

---

[1] BGHZ 21, Seiten 102, 107.

U. H. Dammann, *Der Behandlungsvertrag*, essentials, https://doi.org/10.1007/978-3-658-33051-4_10

• sowie die Interessenlage der Beteiligten

deuten.
Ein eigenes wirtschaftliches Interesse des Gefälligen spricht für einen rechtlichen Bindungswillen.
Dies soll das folgende **Beispiel** verdeutlichen.

> **Beispiel**
>
> Das „Ausleihen" eines Fahrers von einem Transportunternehmers an ein anderes Transportunternehmen[2].◄

Der Gesetzgeber stellt in § 675 Absatz 2 BGB klar, dass in der bloßen Erteilung eines Rates, einer Empfehlung oder einer Auskunft kein Rechtsgeschäft zu sehen ist und somit auch keine Haftung begründet werden kann.
Liegt ein Rechtsbindungswille vor, so haben die Parteien einen **Gefälligkeitsvertrag** geschlossen. Zu den Gefälligkeitsverträgen gehören

• die Schenkung, § 516 BGB,
• die Leihe, § 598 BGB,
• der Auftrag, § 662 BGB,
• die unentgeltliche Verwahrung, § 690 BGB

Ein unverhältnismäßiges Haftungsrisiko spricht gegen einen rechtlichen Bindungswillen.
Dies soll durch folgende **Beispiele** veranschaulicht werden.

> **Beispiele**
>
> • Ein Teilnehmer einer Lottotippgemeinschaft füllt für die anderen Mitspieler die Lottoscheine aus und bringt diese zu der Lottoannahmestelle[3]
> • der rechtliche Bindungswille fehlt in der Regel auch bei der Beaufsichtigung von Nachbarskindern[4].
> ◄

---

[2]BGHZ 21, Seite 102.
[3]BGH NJW 1974, Seite 1705.
[4]BGH NJW 1968, Seite 1874; Jacoby/von Hinden, § 311 Rdn1.

Einerseits kann aus einem Gefälligkeitsverhältnis nicht auf die Erfüllung des Versprechens geklagt werden.

Andererseits hat derjenige, der die Gefälligkeit leistet ohne gesonderte Absprachen keinen Anspruch auf den Ersatz von etwaigen geleisteten Aufwendungen.

Zur **Haftung** aus einem Gefälligkeitsverhältnis.

Nach der Rechtsprechung des Bundesgerichtshofs wird eine vertragsähnlich ausgestaltete Haftung innerhalb eines Gefälligkeitsverhältnisses grundsätzlich abgelehnt. Der Geschädigte wird mit seinen Ansprüchen allein auf das Deliktsrecht verwiesen. Dies begründet der BGH wie folgt.

Ein ohne Rechtsbindungswillen der Beteiligten eingegangenes Gefälligkeitsverhältnis kann eine an das Vertragsrecht angelehnte Haftung nicht begründen[5].

10.2 Auftragsverhältnis, § 662 BGB

Gegenstand des Auftrages können alle fremdnützigen Tätigkeiten sein.

Dazu gehören auch solche Tätigkeiten nicht rechtsgeschäftlicher Natur (beispielsweise der Auftrag zum Blumengießen während der urlaubsbedingten Abwesenheit des Auftraggebers)[6].

Der Auftrag setzt einen rechtsgeschäftlichen Bindungswillen der Parteien voraus.

Im Gegensatz dazu wird die Gefälligkeit ohne einen rechtlichen Bindungswillen abgegeben.

Diese Unterscheidung erlangt ihre Bedeutung für die Frage der **Haftung.**

- Der Auftragnehmer haftet für jede schuldhafte Schlechterfüllung des Auftrages aus § 280 BGB (Schadensersatz wegen Pflichtverletzung).
- Der bloß Gefällige haftet regelmäßig nur nach Maßgabe der §§ 823 ff. BGB (Schadensersatz aus unerlaubter Handlung)[7].

---

[5]BGH, Urteil vom 04.08.2010 – XII ZR 118/08.
[6]Jacoby/von Hinden, § 662 Rdn. 1.
[7]Jacoby/von Hinden, § 662 Rdn. 2.

Was Sie aus diesem *essential* mitnehmen können

- einen solides Verständnis über das Wesen des Behandlungsvertrages
- fundierte Kenntnisse der Regelungsbereiche des Behandlungsvertragsrechts
- einen guten Überblick der einzelnen Regelungen
- einen ersten Einblick in Fragen der Haftung im Medizinrecht

© Der/die Herausgeber bzw. der/die Autor(en), exklusiv lizenziert durch
Springer Fachmedien Wiesbaden GmbH, ein Teil von Springer Nature 2021
U. H. Dammann, *Der Behandlungsvertrag*, essentials,
https://doi.org/10.1007/978-3-658-33051-4

Stichwortverzeichnis